Puzzle #1

EASY

		3		6				8
					4	2		
1	2			5				
4		2	7	9	3		6	
8	6	1					3	9
3			6		1	4	5	
6	3			1	7		8	
7	4		9					6
	1	8	5				9	

Puzzle #2

EASY

	8	4	6	7				
3	1	7		4	2			6
2		6	8	1	3			
8	5			9	1		3	
			2			1		
			3	8	6		7	5
						9		
6		1				4		8
9	2				5		1	3

Puzzle #3

EASY

			4	1			7	3
3	5	8	6					
7	1			3	2	9		6
1		9			3	7		5
			7	2			9	
2	3		1		5	4		
	8		2	5	7			
6			3		4	1	5	
			9					

Puzzle #4

EASY

					5		9	2
	2	4		9			8	
8			4		2	5		1
	3	1		4		8		7
		2	5	3		9		6
		5	9	1	7		2	
						2		5
	7		1	5		6		
					9		3	

Puzzle #5

EASY

		2	5			6		
4	6							1
				3	6	4	2	
8				9		7	1	3
	7	5			2			
					8	5	9	
	3	7		8				5
6	8	9	2					
	1		6	7			3	8

Puzzle #6

EASY

	4					9	2	
8	6	7	4	2	9	1		5
			6	5		8		4
				8	7			
	3	8	1		6		4	7
6	7	9		3		2	1	
9	1	5						3
7					5		9	
		4		6			5	

Puzzle #7

EASY

	9	1	6				3	4
		5	3	9				
2	7		5			9	6	1
	1		8					
5	3		1		9	4		7
				3			1	5
				1			2	9
1			9		5	7		
4	2			8	3		5	6

Puzzle #8

EASY

						9		
2	1	9		4	3		8	
7				6	1	5	4	
5		8	6			3	7	1
			7	3	5		9	4
			1	8	4		5	
3		1	4			7	2	8
	6	5	8			1		
		2					6	

Puzzle #9

EASY

		4		1	9	2		
1	6		8			5	3	7
2			7					4
4		6		9				2
8				7	3	1		5
	7				4	8		
		7			1	4	5	3
5		8					9	
	3				5		2	

Puzzle #10

EASY

2	3		1	7		8		5
9								
	7			4	8		9	3
8		3		9			6	
							3	2
1			2	3	6			9
	9	8			7	4	1	6
		2	4		3	9		
	6	5		8		3		

Puzzle #11

EASY

4			2		3	1	7	
9	8	3	6	1	7			2
				9			3	
2	3					4		
	1		8	6				
6			5		2	7		
	2		3		8			
			1				6	7
3		1		4	6			5

Puzzle #12

EASY

		5			7		3	6
1			4		8			
	9	6		5	2	7		
7		9	6					4
3					4			7
8		1	5			6	2	
9					1	3	6	5
		4			5			
5	7		9		6	1		

Puzzle #13

EASY

9	1	5			6			7
			1	4	5			2
					3	6	1	
	9		8	6	7	1		
4			3		2	7	5	
7	8		4		1		9	
			7			2	4	
1	7	4			9		6	3
	2	9						

Puzzle #14

EASY

			5	4		7		2
		4		1			8	
	5			6	3	4		
9	7		8					5
5	2							
6				9		8	2	3
	8	2	6		1		5	
	6			8	9	2	1	
		9	4		2	3		8

Puzzle #15

EASY

8		4	6				3	
		7			2			
	1	3			8	2	6	
	6			3		7	4	
		2	8	6	7			5
7		9	1		5		2	
5				1				2
4			7	2		1	5	3
2	7							

Puzzle #16

EASY

				5	8	1	9	
7		8		1			3	
		5						
8	5	3	2	6				
	6	4		7			5	1
				8	4			2
	7		1			5		
		1			5	9		3
5	8	2	7	3	9	4		6

Puzzle #17

EASY

5	3	2						
	1			2	9	5		
6		9	5			1	2	8
2				6	5	3		7
	9				2			5
		6	3	9		2	4	1
						8	1	
3		4		1		7		9
				7	3		6	

Puzzle #18

EASY

9	3			6	5			
6			8		1		9	5
	8				3	4		
		5		3				4
3	1				4		7	
4				8		9	5	3
1	6	9		5		2		
7	5		4		9	1		
		2	7				3	

Puzzle #19

EASY

9	7		1		6		3	8
	1							
5	4			8			1	
		1	9	6	5		8	4
	6		7	1	2			3
							2	
	9	5		4			7	2
4		7				3	5	
		3	5	2		6		

Puzzle #20

EASY

				2		8	4	9
		4					3	
	5		4				1	
7		8				1		2
	2		6	8				
5	6		1				8	4
4	7			1		3		8
2	3		8	5	7			1
9					3	6		

Puzzle #21

EASY

	9	4	6					
2			9				1	6
1		6	7				4	
				1	6	3	9	7
9	6							
7			4	2			8	
6	2	3					5	4
	7			4			6	9
4			5		7	8		

Puzzle #22

EASY

			3		2		1	7
		2			6	4		
	1	9	5	4	7	3	2	8
1				5	3			9
	8			7		5		
9	4				8		7	3
2			6			9		4
				8				1
		8				7	3	

Puzzle #23

EASY

1	8		9	6		7	2	
7						3		5
6			4	7	5		1	
				2				9
3	6	7			4	1		
	9	2	3		8			
	7	1	6		9			
9		8						1
	3		8			2	9	

Puzzle #24

EASY

		2	4		5			
3			7	9	1		8	
1		8	3		6	5		
4	2	7	1				3	
9					7	2	1	5
	8		6				4	
				6	3		2	4
2	7				4	8		
					8	3	9	

Puzzle #25

EASY

	6	4		1	9		2	5
		7		3		9	1	6
		2				4		7
8			5		1	3		
7	5		4		6			1
				2				9
		5		4			9	
	3	6	1		2			
				6	3	1	5	

Puzzle #26

EASY

	3	8	2	9	7		5	
1					6	2		7
		7			1	8		3
	4	6						
	9		6		8			2
			1	4			6	
			5		2			6
9		2	3			1	7	5
	1			6	9	3		

Puzzle #27

EASY

4	7	8		3	6			
	2		1	7		3		
		3	4				8	5
5	9		8		1			
	3			2	5	9		
		7					5	6
3		2		1				
			2			4	1	3
	4			5	9	6	2	8

Puzzle #28

EASY

		9			7	8	4	3
			6					1
		4		1			9	
9							1	2
7	1	6	2	3	5		8	
	4	2	1			7		
		7	8		1	6	2	
6							5	
	9		7		2	4	3	

Puzzle #29

EASY

		2		9	8		4	
	7			4	3			1
8		3						
6			1			9		5
2		8	9	3		4	1	6
9	1		4	5	6		3	
		6			1	2	5	
		1		6				8
	8							7

Puzzle #30

EASY

	2	5		3	9		8	
8							7	4
7		6	4	1			9	
		4	1			2		
	8	3			5			9
1		2				8	3	
9			8	5	2	4	1	
						7		6
	4		3				5	8

Puzzle #31

EASY

3	4				6		5	
	2		1	4	8			6
	8	6		9		4	7	2
7	6		9		2	3		1
9		2	4		7	6		
	5	3						
	3	5	8	1				
2		1		7		8		3
						5		

Puzzle #32

EASY

3	6	1	4		8		7	
8	4			5				
9			3					4
2					6			
	8	9		4		6		3
	5			2	9	4		1
		2		7		5	3	8
	7	6					4	2
			5			9		

Puzzle #33

EASY

2		8		6		3	4	9
	9		4					8
6		4	5	8	9		7	
	6	5			4	8		1
		7	2	1		5		3
9		2						
	4		6	9				
1				4	3	9		
		9			1	4		

Puzzle #34

EASY

		5			4			8
	8	6	9				4	3
						7	5	
9		4	1		5		3	
		2	8	4		6		
		3	2		9		7	1
			4			9		
	3		7	9			1	4
4	1		5	8	6			

Puzzle #35

EASY

3	1					9		6
	6		7					
5		2	6			1	3	
	4	1					6	2
		5	4	6		3		7
	3		5			8	4	9
		6	3					1
	2					7		
	8	9		5			2	3

Puzzle #36

EASY

		6			3		4	1
		3	8	5	1	6	7	
		8	6		2		5	9
	7		9		4	5		
8			1	7				
6					5	1	9	7
4		7	5			2		6
					8		1	
	2							4

Puzzle #37

EASY

			4	8		2	6	
				1		9	8	
	5			2	6			7
	4			9			7	
7	8		1		2	4	5	
	9	5						2
	7	4	6	3		5		
5		8		4	1			
	1			5		8	9	

Puzzle #38

EASY

4			7			3		6
3		8			1		4	5
	7	2			5			
	8	9						
7		6	9		2		1	4
2	4	1		6		5	7	
			5	1		4	8	7
	5	7	3	4				
						9	5	

Puzzle #39

EASY

1	3		7					4
		4	1	6	9			
	7	9		4		1	5	
3	2	8			7		9	5
		7		3	2			
6			4			2		
7			8	2				
4			9	5		7	6	3
		1			6	8		

Puzzle #40

EASY

9		4	5	2			6	
	2			1				
		1			7	4	5	
3	6	7	1			2		
	4	8			6			
		2	4	3	8	5		
2	8	9	6		1			
7	5						4	
4		3			9			

Puzzle #41

EASY

4	8	7				1		
1		3	7			2	8	
	5						4	3
3		9	5		7	6		8
5					6			4
6		1		3			9	
	9			6	5	8	7	1
7		6	4			9		5
				7				2

Puzzle #42

EASY

3		7	5	2	8	4	9	
	2	8	9	6	4		7	
	9				7	2	6	
			8					
	7		1		5			
	4		7				1	6
		2				8	3	
6			4	5	9	1		
7		4			3	6		9

Puzzle #43

EASY

					5			
		8	3	2				
9						5	2	
6	8		9	4		7		
1	3	9	2	8	7	6		5
7	2				1		9	
		1		9	2	8	3	4
			8			9	5	
8			5					6

Puzzle #44

EASY

		3	6	5			4	
			9					8
5		1					9	
	1	5	3	2	4	6	7	
		9	8	7				
7		2						
		8			3	2	6	
	4	6		1	8			
2			5	4	6		1	

Puzzle #45

EASY

5			6	1		2		
			9		3	7	5	
			8	5		1		9
6	1			7	8	5		
	2		5	4			6	
	4		2	6			3	1
1	7					6	9	8
8			1	9		3	7	5
				8				

Puzzle #46

EASY

		1		7	2			
2	8	6	5		3		1	9
7	9			1		5		
		9	4				7	2
	5			6		9	4	8
	1	7			8	6		5
		5						7
6		3		2				1
9	7	8					6	

Puzzle #47

EASY

		9	5	1	3		7	
			6			8		
	7		8		2		9	
5	6			3				
		7						2
2	1		7	5	9	6	8	
7		6	4	2		1		9
9		5			1			
				6		7	2	5

Puzzle #48

EASY

2	5				7	4	8	
8	9		5	4		6	2	
				2	9		3	
			2		3			4
3		4		1	5	7		
	1				4		9	
6					2	8		
	7	2	3	5				6
9							1	5

Puzzle #49

EASY

			1	7		5		
8		2				7		4
			2	5	4		8	
	2		9	6		3		
	9	4	3			1		6
					7	8		
	3		8		6	9	7	
4		1		9		2	6	
6	7			1			3	8

Puzzle #50

EASY

	3				9			
7				3	8			
8		4	2					
1	9	8	6					
		2		5		3		9
3	5		1				4	6
2	6	5		8	1	7		4
9		1	5	7	4	2	6	
	7						8	

Puzzle #51

EASY

3	6			1				
7			4				6	
8		1			5		7	3
		7	3	5		2		
	9			8	1		5	
5			7	6	9	8		
		8		9	2			1
2			8	7	6			
	7	5			3			

Puzzle #52

EASY

			7			8	4	
		6		3			1	
1	7	8				5		3
8		9			5	1	2	
		4				6	3	8
			8	7	6			
6			9	1		4	8	
			6				7	
9	4		2	8		3		

Puzzle #53

EASY

	6	5		2	3	4		1
								3
	8		5		4	2		
3	4	7					6	
5		1	9	4	6		3	8
			2					
	7			6			1	9
6	5		3	9				7
1			8		2		4	

Puzzle #54

EASY

	2	4		3				8
1	5			6				9
	3		7			4		
		2		8	4		1	
5				9	2	3		
4		1			3	9		5
					7	8	6	
		3	8		9		4	2
8	1		2				9	

Puzzle #55

EASY

	1			7			4	
4			2		5		9	6
2	5	6				8		3
	3	1						8
6					3		1	5
5		8			9	2		
7				6			8	9
		3					5	4
			3	4	7			1

Puzzle #56

EASY

		7	9		1	6	4	
	2						8	5
4	1							
	7			5	2		9	
2		3	4	1	9			7
	8				3	2		4
		6		4	8		2	1
5			2				6	
			1	9		5	7	

Puzzle #57

EASY

5				3			4	
6	4	9	8	2		1		
	1	3	9		4			2
3						4	7	8
4		6	7				9	
					3	6	2	
			4		1	3		
			2	6		7	1	4
	7	4			9			

Puzzle #58

EASY

		2	6	4			5	7
		3	8	7	9		2	1
7	4				1		6	3
2							4	
		4	9	1		6		8
						1		
3				2				
		7	3	8	5	2		
4		8			7	5	3	

Puzzle #59

EASY

		7	4	3		9	8	
	2	3			8	5		4
4	5			2				
	9	5	8			4		
7		4				8		
3			1				7	
2	7			6	4	1	3	8
	3	6		8	1	7		
	4	1						

Puzzle #60

EASY

	1		5			7	6	
7	3	4	9		1	5		2
9					8		1	
		9	1		7	3		
		5		3		8		7
				8	9		5	
	7	1			2			5
5		3			4			
6	9			7			2	

Puzzle #61

EASY

	6	2				5		
					8		4	2
4	7		1					
7		3	6				2	
2	8			4				9
	1			2	3	6		
	2	9	5		7			4
8			4				1	5
6	4		2	8	1	9		

Puzzle #62

EASY

	2	6	9	1				
1		9	3		5		2	
7						8		9
		7	6				4	
				5	3		7	8
3		1		4				6
	7		1	2		4	5	3
4					9			
5	1			7	4		6	

Puzzle #63

EASY

	2		7	9	5			6
8		5			6	2		7
6					8			
					7		6	4
3		8		2	4	5		
			9	8	1			2
	6			7	2	1		8
9	8			1	3		7	
	5		8		9			

Puzzle #64

EASY

4				9		6	7	
	6	9		7	2			
	5	2			4			9
5		1					3	
9								1
2		7					8	
				3	1	5	2	8
		3	6	5	8	7		4
8		5	2		7		6	

Puzzle #65

EASY

	3				2	5	6	
5							7	
4	7	8		6		1	3	
	5	1		7				9
9		7	4		6	3		
2	4		1			8		
	1			4		2		3
					1	4		
6	9			2				5

Puzzle #66

EASY

		6					7	9
4	7		8		2		1	
			5	7	6	2		8
8		2		4	5	1		7
3				6				2
			1	2			6	4
					7	4		1
				5				
	1	7	4			3		

Puzzle #67

EASY

3	6	4	5		1	9		
		9						
8			2	9		4	6	
		3	9	1		5	7	
			7		2			8
1	8	7		5		2		9
5	7					6	3	
6	9	1	3			8		
4							9	1

Puzzle #68

EASY

		7	6					8
4	9	5	8	2	1		6	
6	3			5		4	1	
		6	2	1		9		
9				6			3	5
	4			7		1		6
	2	3		4				9
8			7					
1					2		4	3

Puzzle #69

EASY

				7		3		8
				5		9		4
	3		2		4	1		
	4	5		8	1			
8				3	2		1	
				6	7	4	8	2
	1	2	8		9	7	3	5
3				1				6
4	5		6					

Puzzle #70

EASY

4		6	9					1
	7			2			3	
	9	8	5		6			
		7		5	8	6	9	
		9			1	2	8	3
8			6					
		5	4		3			9
1	6					3		5
9			1	7			6	8

Puzzle #71

EASY

		4	3	2		8		
3		8			6		1	
6	7					5	9	3
4	3		7		5			
2	1			8		7		4
		5			4		6	
		1				2	8	5
5		7		9				
8	6		1					

Puzzle #72

EASY

2	5	9		8		4	1	3
				5	9	6		
4			2					5
7		2			5		3	8
1	3	6	7	2				
	9	8		3				
		1	3	4		7		
	2			7		3	9	
			5		2		6	

Puzzle #73

EASY

1	7			4	9		2	8
		3				1	9	
	9	2	3	5	1	4	6	
					7			
2				1		9		
6		4					1	
					8	2	7	
		6		9		5		
	5	8	7			6	3	1

Puzzle #74

EASY

9			1	4	7		5	
				2	8			
	2					9	8	
3		5					2	9
8	1	9	4				6	
	7	2	5	9	1			4
	3		6				9	
		6	7				4	3
		4		8	3			7

Puzzle #75

EASY

	4	8		3			9	
6	5					1		3
	3		9					
	6			5	9		2	8
		2		7		3		5
7		5			3	6	4	9
	2	3		1	5		8	
5			7		8	4	3	1
			3					

Puzzle #76

EASY

				4			5	8
8	9	6				7		
				8		9	2	3
				1	2	4	3	
	1	5	4		9			
		4		3	8		6	5
	5	9	2				8	6
	7				1	2	9	4
			6				1	

Puzzle #77

EASY

	1			9				
					6	3		1
6			3		4	9		
2				4		5		
9		6			7	8	1	
			6		3	4	2	9
1	3			7	8	6	9	
	6				1	2	7	4
		7	2	6				

Puzzle #78

EASY

9	4	2		8				
8		5		2			4	3
	6	1		9				7
					9		7	
	2		8		1		5	9
	3		6		2		1	
	9			6		1		
2		4				7		
1		6			3		9	5

Puzzle #79

EASY

	9		7		1	8		
3	7					2	5	
				2	6	1	9	
9						3		1
7	1					5	8	
2	5			1		6	4	
4		6			8			
1			5		4	7		
				6	2	4	1	

Puzzle #80

EASY

	4		7	6	8	1		5
9				5			2	
		5				4	6	8
	2	1	9	3			5	
	6	7	4				3	2
3					2		8	1
				1		8		
	7		6		9			
1	3	9	8		5			

Puzzle #81

EASY

		9	8	6			4	
		2		1				8
	4		9			1		
	9		2					3
7	1	8			3	4		9
6			1					5
	7			8	4	5	6	2
		6		2				
	5	4	7			3	8	1

Puzzle #82

EASY

	3		5	9			1	
						5		
	4	5	1		8	7		
		1		5		3	4	9
			7	1	4	2	6	8
	6	4		8	9	1	7	
6					7		5	2
			6	4				7
4		7	8					

Puzzle #83

EASY

	9		8	2				
	8		6	9			2	7
6		4	5	7		9	1	
	5				2	1		
			1	3		4		
					5	2		6
8		6			9			
	1	2	4	8	6	5	3	
		5						2

Puzzle #84

EASY

7		8		2				5
	5		1	6		8		
			5			2	4	6
6	1			3				8
		5			6	1		7
2						9	6	4
5	3	7		1				
	2				5	6	8	1
			9	4			5	

Puzzle #85

EASY

		3			7		6	
5	6			2		1		
7		4	8	6	9			
2	3	8			1			6
		6	4		5		2	
4	5	1				7	9	8
	9			4	8	6		
		5		9			4	3
	4		2	5			1	

Puzzle #86

EASY

		4	2		1		3	
1	9			3				2
5						1	6	8
9		5			3		8	
2		7			8	3		
	4					5		9
7		2	9		4			1
6		1	3		2			4
	8		1		6	7		

Puzzle #87

EASY

	1	7				3		
				9	6		5	
2								7
		4		8			7	9
6	3	9	2	5		1		4
	8	1	9				3	
1		6	3	4				
8	9	3				4		
		2	5			9	6	3

Puzzle #88

EASY

3		4			7			2
		8	2				5	
2			1	8	5		3	4
	9		6				4	1
	1			4				5
7					1	8	6	9
4			8	9				3
			4		3	6		7
	3	1	7	5				

Puzzle #89

EASY

	1		3			5		
6	3	9	2	5		4		8
		8					9	
		1	8				2	
2	7	4		3				
	5		1	2	9	7		6
		6		7	2			
1	4		9	8		6		7
	9							4

Puzzle #90

EASY

		2	4	6				
	4		2	9				7
	1	8			3	2		9
	8	7			6	9		3
	3	6		2				
	2		3				7	4
	5	4				1		2
			8	1				
	7	1	9	5		4	3	6

Puzzle #91

EASY

2				1	5	9	6	
9		4	2		7	1		
	1			9	3	5		7
		1		8			4	
					1	7		8
3	7	8						
7		2			8			9
1				7	6		3	2
				4				5

Puzzle #92

EASY

		4	8		6		2	
		5				3		
	2		1		9			
4		1		2		6	8	
		8	9			5	1	
	3			1		4	7	2
					5	9	3	1
3	1	6			4	7		
9	5						6	

Puzzle #93

EASY

	4							8
7		5			4			6
6		1	7	3		2		
4			9			3		
9	5		6		3	7	2	
1		2	5				4	
				7		4	6	
		6					1	2
8		4	3	1				7

Puzzle #94

EASY

4			9			1		
8			7		4	3		9
9		7				8	4	
	3		6		9	2	8	1
1		6			5	9		
			1			6		
						5	1	8
5	9			1			6	
		4	8	5	6	7		

Puzzle #95

EASY

3				2			8	
4						2	6	
2	8	9	3					5
8	1			7	3			4
7						1		
		5	9	1				2
			1		5	6		7
		6	4			3	5	
5	4		8			9		1

Puzzle #96

EASY

	3					9	5	
		8	6			7		
5	7			3		6		4
1					4			9
	8				6		7	
2		7	3	9	8		1	6
	9	2	7		1	8	6	3
						2	9	
8	5				2		4	

Puzzle #97

EASY

2							5	8
8				5	9	4		
1				8	7		2	
	5						3	4
4	9		7		8			
	8		4	2				
	6		8		2	9	4	3
9		8				7	1	
		4	9			5	8	2

Puzzle #98

EASY

		5	1	4				
3				9	6		2	
	6	2	3			9		7
8			2			5		
4			6	1		3	7	
	1						6	8
5	2			6	9	7		
9		7	8	2				
		1	5				8	9

Puzzle #99

EASY

9							8	3
	7				3	2		4
1	2							9
4					6	7		
	5	2		1	8			6
6		7		5		1		8
	1	4	5					7
8		9		7		4	2	
7	6		4	3			9	

Puzzle #100

EASY

				9	2		3	
	2	9				1	8	7
			3			6		
7			1		8			
2		8	4	3			6	
9		3	5	7	6	2		
		6	8	5				
	3	5			4	9	7	6
4								5

Puzzle # 1

5	7	3	1	6	2	9	4	8
9	8	6	3	7	4	2	1	5
1	2	4	8	5	9	6	7	3
4	5	2	7	9	3	8	6	1
8	6	1	4	2	5	7	3	9
3	9	7	6	8	1	4	5	2
6	3	9	2	1	7	5	8	4
7	4	5	9	3	8	1	2	6
2	1	8	5	4	6	3	9	7

Puzzle # 2

5	8	4	6	7	9	3	2	1
3	1	7	5	4	2	8	9	6
2	9	6	8	1	3	5	4	7
8	5	2	7	9	1	6	3	4
7	6	3	2	5	4	1	8	9
1	4	9	3	8	6	2	7	5
4	7	5	1	3	8	9	6	2
6	3	1	9	2	7	4	5	8
9	2	8	4	6	5	7	1	3

Puzzle # 3

9	2	6	4	1	8	5	7	3
3	5	8	6	7	9	2	1	4
7	1	4	5	3	2	9	8	6
1	6	9	8	4	3	7	2	5
8	4	5	7	2	6	3	9	1
2	3	7	1	9	5	4	6	8
4	8	1	2	5	7	6	3	9
6	9	2	3	8	4	1	5	7
5	7	3	9	6	1	8	4	2

Puzzle # 4

1	6	7	3	8	5	4	9	2
5	2	4	6	9	1	7	8	3
8	9	3	4	7	2	5	6	1
9	3	1	2	4	6	8	5	7
7	4	2	5	3	8	9	1	6
6	8	5	9	1	7	3	2	4
3	1	9	8	6	4	2	7	5
2	7	8	1	5	3	6	4	9
4	5	6	7	2	9	1	3	8

Puzzle # 5

3	9	2	5	4	1	6	8	7
4	6	8	9	2	7	3	5	1
7	5	1	8	3	6	4	2	9
8	2	6	4	9	5	7	1	3
9	7	5	3	1	2	8	4	6
1	4	3	7	6	8	5	9	2
2	3	7	1	8	4	9	6	5
6	8	9	2	5	3	1	7	4
5	1	4	6	7	9	2	3	8

Puzzle # 6

5	4	3	8	7	1	9	2	6
8	6	7	4	2	9	1	3	5
1	9	2	6	5	3	8	7	4
4	5	1	2	8	7	3	6	9
2	3	8	1	9	6	5	4	7
6	7	9	5	3	4	2	1	8
9	1	5	7	4	2	6	8	3
7	8	6	3	1	5	4	9	2
3	2	4	9	6	8	7	5	1

Puzzle # 7

8	9	1	6	7	2	5	3	4
6	4	5	3	9	1	2	7	8
2	7	3	5	4	8	9	6	1
7	1	6	8	5	4	3	9	2
5	3	2	1	6	9	4	8	7
9	8	4	2	3	7	6	1	5
3	5	7	4	1	6	8	2	9
1	6	8	9	2	5	7	4	3
4	2	9	7	8	3	1	5	6

Puzzle # 8

6	5	4	2	7	8	9	1	3
2	1	9	5	4	3	6	8	7
7	8	3	9	6	1	5	4	2
5	4	8	6	9	2	3	7	1
1	2	6	7	3	5	8	9	4
9	3	7	1	8	4	2	5	6
3	9	1	4	5	6	7	2	8
4	6	5	8	2	7	1	3	9
8	7	2	3	1	9	4	6	5

Puzzle # 9

7	5	4	3	1	9	2	8	6
1	6	9	8	4	2	5	3	7
2	8	3	7	5	6	9	1	4
4	1	6	5	9	8	3	7	2
8	9	2	6	7	3	1	4	5
3	7	5	1	2	4	8	6	9
6	2	7	9	8	1	4	5	3
5	4	8	2	3	7	6	9	1
9	3	1	4	6	5	7	2	8

Puzzle # 10

2	3	6	1	7	9	8	4	5
9	8	4	3	5	2	6	7	1
5	7	1	6	4	8	2	9	3
8	2	3	7	9	5	1	6	4
6	5	9	8	1	4	7	3	2
1	4	7	2	3	6	5	8	9
3	9	8	5	2	7	4	1	6
7	1	2	4	6	3	9	5	8
4	6	5	9	8	1	3	2	7

Puzzle # 11

4	6	5	2	8	3	1	7	9
9	8	3	6	1	7	5	4	2
1	7	2	4	9	5	6	3	8
2	3	8	9	7	1	4	5	6
5	1	7	8	6	4	2	9	3
6	4	9	5	3	2	7	8	1
7	2	6	3	5	8	9	1	4
8	5	4	1	2	9	3	6	7
3	9	1	7	4	6	8	2	5

Puzzle # 12

2	8	5	1	9	7	4	3	6
1	3	7	4	6	8	2	5	9
4	9	6	3	5	2	7	8	1
7	5	9	6	2	3	8	1	4
3	6	2	8	1	4	5	9	7
8	4	1	5	7	9	6	2	3
9	2	8	7	4	1	3	6	5
6	1	4	2	3	5	9	7	8
5	7	3	9	8	6	1	4	2

Puzzle # 13

9	1	5	2	8	6	4	3	7
6	3	7	1	4	5	9	8	2
2	4	8	9	7	3	6	1	5
5	9	3	8	6	7	1	2	4
4	6	1	3	9	2	7	5	8
7	8	2	4	5	1	3	9	6
3	5	6	7	1	8	2	4	9
1	7	4	5	2	9	8	6	3
8	2	9	6	3	4	5	7	1

Puzzle # 14

1	9	6	5	4	8	7	3	2
2	3	4	9	1	7	5	8	6
8	5	7	2	6	3	4	9	1
9	7	3	8	2	6	1	4	5
5	2	8	1	3	4	6	7	9
6	4	1	7	9	5	8	2	3
3	8	2	6	7	1	9	5	4
4	6	5	3	8	9	2	1	7
7	1	9	4	5	2	3	6	8

Puzzle # 15

8	2	4	6	7	1	5	3	9
6	5	7	3	9	2	4	8	1
9	1	3	4	5	8	2	6	7
1	6	5	2	3	9	7	4	8
3	4	2	8	6	7	9	1	5
7	8	9	1	4	5	3	2	6
5	3	6	9	1	4	8	7	2
4	9	8	7	2	6	1	5	3
2	7	1	5	8	3	6	9	4

Puzzle # 16

4	2	6	3	5	8	1	9	7
7	9	8	4	1	2	6	3	5
1	3	5	6	9	7	2	8	4
8	5	3	2	6	1	7	4	9
2	6	4	9	7	3	8	5	1
9	1	7	5	8	4	3	6	2
3	7	9	1	4	6	5	2	8
6	4	1	8	2	5	9	7	3
5	8	2	7	3	9	4	1	6

Puzzle # 17

5	3	2	6	8	1	9	7	4
4	1	8	7	2	9	5	3	6
6	7	9	5	3	4	1	2	8
2	4	1	8	6	5	3	9	7
7	9	3	1	4	2	6	8	5
8	5	6	3	9	7	2	4	1
9	2	7	4	5	6	8	1	3
3	6	4	2	1	8	7	5	9
1	8	5	9	7	3	4	6	2

Puzzle # 18

9	3	4	2	6	5	7	8	1
6	2	7	8	4	1	3	9	5
5	8	1	9	7	3	4	2	6
2	9	5	6	3	7	8	1	4
3	1	8	5	9	4	6	7	2
4	7	6	1	8	2	9	5	3
1	6	9	3	5	8	2	4	7
7	5	3	4	2	9	1	6	8
8	4	2	7	1	6	5	3	9

Puzzle # 19

9	7	2	1	5	6	4	3	8
3	1	8	4	7	9	2	6	5
5	4	6	2	8	3	9	1	7
2	3	1	9	6	5	7	8	4
8	6	4	7	1	2	5	9	3
7	5	9	8	3	4	1	2	6
6	9	5	3	4	1	8	7	2
4	2	7	6	9	8	3	5	1
1	8	3	5	2	7	6	4	9

Puzzle # 20

6	1	7	3	2	5	8	4	9
8	9	4	7	6	1	2	3	5
3	5	2	4	9	8	7	1	6
7	4	8	5	3	9	1	6	2
1	2	9	6	8	4	5	7	3
5	6	3	1	7	2	9	8	4
4	7	5	9	1	6	3	2	8
2	3	6	8	5	7	4	9	1
9	8	1	2	4	3	6	5	7

Puzzle # 21

3	9	4	6	5	1	2	7	8
2	8	7	9	3	4	5	1	6
1	5	6	7	8	2	9	4	3
5	4	2	8	1	6	3	9	7
9	6	8	3	7	5	4	2	1
7	3	1	4	2	9	6	8	5
6	2	3	1	9	8	7	5	4
8	7	5	2	4	3	1	6	9
4	1	9	5	6	7	8	3	2

Puzzle # 22

8	5	4	3	9	2	6	1	7
7	3	2	8	1	6	4	9	5
6	1	9	5	4	7	3	2	8
1	2	7	4	5	3	8	6	9
3	8	6	9	7	1	5	4	2
9	4	5	2	6	8	1	7	3
2	7	1	6	3	5	9	8	4
4	6	3	7	8	9	2	5	1
5	9	8	1	2	4	7	3	6

Puzzle # 23

1	8	5	9	6	3	7	2	4
7	4	9	1	8	2	3	6	5
6	2	3	4	7	5	9	1	8
8	1	4	7	2	6	5	3	9
3	6	7	5	9	4	1	8	2
5	9	2	3	1	8	4	7	6
2	7	1	6	4	9	8	5	3
9	5	8	2	3	7	6	4	1
4	3	6	8	5	1	2	9	7

Puzzle # 24

7	9	2	4	8	5	1	6	3
3	6	5	7	9	1	4	8	2
1	4	8	3	2	6	5	7	9
4	2	7	1	5	9	6	3	8
9	3	6	8	4	7	2	1	5
5	8	1	6	3	2	9	4	7
8	1	9	5	6	3	7	2	4
2	7	3	9	1	4	8	5	6
6	5	4	2	7	8	3	9	1

Puzzle # 25

3	6	4	7	1	9	8	2	5
5	8	7	2	3	4	9	1	6
1	9	2	6	8	5	4	3	7
8	2	9	5	7	1	3	6	4
7	5	3	4	9	6	2	8	1
6	4	1	3	2	8	5	7	9
2	1	5	8	4	7	6	9	3
9	3	6	1	5	2	7	4	8
4	7	8	9	6	3	1	5	2

Puzzle # 26

4	3	8	2	9	7	6	5	1
1	5	9	8	3	6	2	4	7
6	2	7	4	5	1	8	9	3
7	4	6	9	2	3	5	1	8
5	9	1	6	7	8	4	3	2
2	8	3	1	4	5	7	6	9
3	7	4	5	1	2	9	8	6
9	6	2	3	8	4	1	7	5
8	1	5	7	6	9	3	2	4

Puzzle # 27

4	7	8	5	3	6	1	9	2
9	2	5	1	7	8	3	6	4
1	6	3	4	9	2	7	8	5
5	9	4	8	6	1	2	3	7
8	3	6	7	2	5	9	4	1
2	1	7	9	4	3	8	5	6
3	8	2	6	1	4	5	7	9
6	5	9	2	8	7	4	1	3
7	4	1	3	5	9	6	2	8

Puzzle # 28

1	6	9	5	2	7	8	4	3
8	5	3	6	9	4	2	7	1
2	7	4	3	1	8	5	9	6
9	8	5	4	7	6	3	1	2
7	1	6	2	3	5	9	8	4
3	4	2	1	8	9	7	6	5
4	3	7	8	5	1	6	2	9
6	2	8	9	4	3	1	5	7
5	9	1	7	6	2	4	3	8

Puzzle # 29

1	6	2	7	9	8	5	4	3
5	7	9	2	4	3	6	8	1
8	4	3	6	1	5	7	2	9
6	3	4	1	8	2	9	7	5
2	5	8	9	3	7	4	1	6
9	1	7	4	5	6	8	3	2
3	9	6	8	7	1	2	5	4
7	2	1	5	6	4	3	9	8
4	8	5	3	2	9	1	6	7

Puzzle # 30

4	2	5	7	3	9	6	8	1
8	1	9	5	2	6	3	7	4
7	3	6	4	1	8	5	9	2
5	9	4	1	8	3	2	6	7
6	8	3	2	7	5	1	4	9
1	7	2	6	9	4	8	3	5
9	6	7	8	5	2	4	1	3
3	5	8	9	4	1	7	2	6
2	4	1	3	6	7	9	5	8

Puzzle # 31

3	4	9	7	2	6	1	5	8
5	2	7	1	4	8	9	3	6
1	8	6	3	9	5	4	7	2
7	6	8	9	5	2	3	4	1
9	1	2	4	3	7	6	8	5
4	5	3	6	8	1	2	9	7
6	3	5	8	1	9	7	2	4
2	9	1	5	7	4	8	6	3
8	7	4	2	6	3	5	1	9

Puzzle # 32

3	6	1	4	9	8	2	7	5
8	4	7	2	5	1	3	9	6
9	2	5	3	6	7	8	1	4
2	1	4	8	3	6	7	5	9
7	8	9	1	4	5	6	2	3
6	5	3	7	2	9	4	8	1
1	9	2	6	7	4	5	3	8
5	7	6	9	8	3	1	4	2
4	3	8	5	1	2	9	6	7

Puzzle # 33

2	5	8	1	6	7	3	4	9
7	9	1	4	3	2	6	5	8
6	3	4	5	8	9	1	7	2
3	6	5	9	7	4	8	2	1
4	8	7	2	1	6	5	9	3
9	1	2	3	5	8	7	6	4
8	4	3	6	9	5	2	1	7
1	2	6	7	4	3	9	8	5
5	7	9	8	2	1	4	3	6

Puzzle # 34

7	9	5	3	1	4	2	6	8
2	8	6	9	5	7	1	4	3
3	4	1	6	2	8	7	5	9
9	6	4	1	7	5	8	3	2
1	7	2	8	4	3	6	9	5
8	5	3	2	6	9	4	7	1
5	2	7	4	3	1	9	8	6
6	3	8	7	9	2	5	1	4
4	1	9	5	8	6	3	2	7

Puzzle # 35

3	1	4	2	8	5	9	7	6
9	6	8	7	3	1	2	5	4
5	7	2	6	9	4	1	3	8
8	4	1	9	7	3	5	6	2
2	9	5	4	6	8	3	1	7
6	3	7	5	1	2	8	4	9
7	5	6	3	2	9	4	8	1
1	2	3	8	4	6	7	9	5
4	8	9	1	5	7	6	2	3

Puzzle # 36

2	5	6	7	9	3	8	4	1
9	4	3	8	5	1	6	7	2
7	1	8	6	4	2	3	5	9
1	7	2	9	3	4	5	6	8
8	9	5	1	7	6	4	2	3
6	3	4	2	8	5	1	9	7
4	8	7	5	1	9	2	3	6
3	6	9	4	2	8	7	1	5
5	2	1	3	6	7	9	8	4

Puzzle # 37

1	3	7	4	8	9	2	6	5
4	6	2	7	1	5	9	8	3
8	5	9	3	2	6	1	4	7
2	4	1	5	9	3	6	7	8
7	8	3	1	6	2	4	5	9
6	9	5	8	7	4	3	1	2
9	7	4	6	3	8	5	2	1
5	2	8	9	4	1	7	3	6
3	1	6	2	5	7	8	9	4

Puzzle # 38

4	1	5	7	9	8	3	2	6
3	9	8	6	2	1	7	4	5
6	7	2	4	3	5	1	9	8
5	8	9	1	7	4	6	3	2
7	3	6	9	5	2	8	1	4
2	4	1	8	6	3	5	7	9
9	2	3	5	1	6	4	8	7
8	5	7	3	4	9	2	6	1
1	6	4	2	8	7	9	5	3

Puzzle # 39

1	3	6	7	8	5	9	2	4
2	5	4	1	6	9	3	7	8
8	7	9	2	4	3	1	5	6
3	2	8	6	1	7	4	9	5
9	4	7	5	3	2	6	8	1
6	1	5	4	9	8	2	3	7
7	6	3	8	2	4	5	1	9
4	8	2	9	5	1	7	6	3
5	9	1	3	7	6	8	4	2

Puzzle # 40

9	7	4	5	2	3	8	6	1
6	2	5	8	1	4	3	9	7
8	3	1	9	6	7	4	5	2
3	6	7	1	9	5	2	8	4
5	4	8	2	7	6	9	1	3
1	9	2	4	3	8	5	7	6
2	8	9	6	4	1	7	3	5
7	5	6	3	8	2	1	4	9
4	1	3	7	5	9	6	2	8

Puzzle # 41

4	8	7	2	9	3	1	5	6
1	6	3	7	5	4	2	8	9
9	5	2	6	8	1	7	4	3
3	2	9	5	4	7	6	1	8
5	7	8	9	1	6	3	2	4
6	4	1	8	3	2	5	9	7
2	9	4	3	6	5	8	7	1
7	1	6	4	2	8	9	3	5
8	3	5	1	7	9	4	6	2

Puzzle # 42

3	6	7	5	2	8	4	9	1
1	2	8	9	6	4	3	7	5
4	9	5	3	1	7	2	6	8
5	3	1	8	9	6	7	4	2
2	7	6	1	4	5	9	8	3
8	4	9	7	3	2	5	1	6
9	5	2	6	7	1	8	3	4
6	8	3	4	5	9	1	2	7
7	1	4	2	8	3	6	5	9

Puzzle # 43

3	7	2	1	6	5	4	8	9
4	5	8	3	2	9	1	6	7
9	1	6	4	7	8	5	2	3
6	8	5	9	4	3	7	1	2
1	3	9	2	8	7	6	4	5
7	2	4	6	5	1	3	9	8
5	6	1	7	9	2	8	3	4
2	4	7	8	3	6	9	5	1
8	9	3	5	1	4	2	7	6

Puzzle # 44

9	8	3	6	5	2	7	4	1
6	7	4	9	3	1	5	2	8
5	2	1	4	8	7	3	9	6
8	1	5	3	2	4	6	7	9
4	6	9	8	7	5	1	3	2
7	3	2	1	6	9	4	8	5
1	5	8	7	9	3	2	6	4
3	4	6	2	1	8	9	5	7
2	9	7	5	4	6	8	1	3

Puzzle # 45

5	9	7	6	1	4	2	8	3
4	8	1	9	2	3	7	5	6
2	3	6	8	5	7	1	4	9
6	1	9	3	7	8	5	2	4
3	2	8	5	4	1	9	6	7
7	4	5	2	6	9	8	3	1
1	7	2	4	3	5	6	9	8
8	6	4	1	9	2	3	7	5
9	5	3	7	8	6	4	1	2

Puzzle # 46

5	3	1	9	7	2	4	8	6
2	8	6	5	4	3	7	1	9
7	9	4	8	1	6	5	2	3
8	6	9	4	3	5	1	7	2
3	5	2	1	6	7	9	4	8
4	1	7	2	9	8	6	3	5
1	2	5	6	8	4	3	9	7
6	4	3	7	2	9	8	5	1
9	7	8	3	5	1	2	6	4

Puzzle # 47

8	4	9	5	1	3	2	7	6
3	5	2	6	9	7	8	4	1
6	7	1	8	4	2	5	9	3
5	6	8	2	3	4	9	1	7
4	9	7	1	8	6	3	5	2
2	1	3	7	5	9	6	8	4
7	8	6	4	2	5	1	3	9
9	2	5	3	7	1	4	6	8
1	3	4	9	6	8	7	2	5

Puzzle # 48

2	5	1	6	3	7	4	8	9
8	9	3	5	4	1	6	2	7
4	6	7	8	2	9	5	3	1
7	8	9	2	6	3	1	5	4
3	2	4	9	1	5	7	6	8
5	1	6	7	8	4	3	9	2
6	4	5	1	9	2	8	7	3
1	7	2	3	5	8	9	4	6
9	3	8	4	7	6	2	1	5

Puzzle # 49

3	4	6	1	7	8	5	9	2
8	5	2	6	3	9	7	1	4
9	1	7	2	5	4	6	8	3
5	2	8	9	6	1	3	4	7
7	9	4	3	8	5	1	2	6
1	6	3	4	2	7	8	5	9
2	3	5	8	4	6	9	7	1
4	8	1	7	9	3	2	6	5
6	7	9	5	1	2	4	3	8

Puzzle # 50

5	3	6	7	1	9	4	2	8
7	2	9	4	3	8	6	5	1
8	1	4	2	6	5	9	3	7
1	9	8	6	4	3	5	7	2
6	4	2	8	5	7	3	1	9
3	5	7	1	9	2	8	4	6
2	6	5	3	8	1	7	9	4
9	8	1	5	7	4	2	6	3
4	7	3	9	2	6	1	8	5

Puzzle # 51

3	6	2	9	1	7	4	8	5
7	5	9	4	3	8	1	6	2
8	4	1	6	2	5	9	7	3
1	8	7	3	5	4	2	9	6
4	9	6	2	8	1	3	5	7
5	2	3	7	6	9	8	1	4
6	3	8	5	9	2	7	4	1
2	1	4	8	7	6	5	3	9
9	7	5	1	4	3	6	2	8

Puzzle # 52

5	3	2	7	9	1	8	4	6
4	9	6	5	3	8	7	1	2
1	7	8	4	6	2	5	9	3
8	6	9	3	4	5	1	2	7
7	5	4	1	2	9	6	3	8
2	1	3	8	7	6	9	5	4
6	2	7	9	1	3	4	8	5
3	8	1	6	5	4	2	7	9
9	4	5	2	8	7	3	6	1

Puzzle # 53

9	6	5	7	2	3	4	8	1
4	1	2	6	8	9	5	7	3
7	8	3	5	1	4	2	9	6
3	4	7	1	5	8	9	6	2
5	2	1	9	4	6	7	3	8
8	9	6	2	3	7	1	5	4
2	7	8	4	6	5	3	1	9
6	5	4	3	9	1	8	2	7
1	3	9	8	7	2	6	4	5

Puzzle # 54

6	2	4	9	3	5	1	7	8
1	5	7	4	6	8	2	3	9
9	3	8	7	2	1	4	5	6
3	9	2	5	8	4	6	1	7
5	7	6	1	9	2	3	8	4
4	8	1	6	7	3	9	2	5
2	4	9	3	5	7	8	6	1
7	6	3	8	1	9	5	4	2
8	1	5	2	4	6	7	9	3

Puzzle # 55

3	1	9	8	7	6	5	4	2
4	8	7	2	3	5	1	9	6
2	5	6	1	9	4	8	7	3
9	3	1	7	5	2	4	6	8
6	7	2	4	8	3	9	1	5
5	4	8	6	1	9	2	3	7
7	2	4	5	6	1	3	8	9
1	6	3	9	2	8	7	5	4
8	9	5	3	4	7	6	2	1

Puzzle # 56

3	5	7	9	8	1	6	4	2
6	2	9	3	7	4	1	8	5
4	1	8	6	2	5	7	3	9
1	7	4	8	5	2	3	9	6
2	6	3	4	1	9	8	5	7
9	8	5	7	6	3	2	1	4
7	3	6	5	4	8	9	2	1
5	9	1	2	3	7	4	6	8
8	4	2	1	9	6	5	7	3

Puzzle # 57

5	8	2	1	3	6	9	4	7
6	4	9	8	2	7	1	3	5
7	1	3	9	5	4	8	6	2
3	5	1	6	9	2	4	7	8
4	2	6	7	1	8	5	9	3
8	9	7	5	4	3	6	2	1
2	6	5	4	7	1	3	8	9
9	3	8	2	6	5	7	1	4
1	7	4	3	8	9	2	5	6

Puzzle # 58

1	8	2	6	4	3	9	5	7
6	5	3	8	7	9	4	2	1
7	4	9	2	5	1	8	6	3
2	9	1	7	6	8	3	4	5
5	3	4	9	1	2	6	7	8
8	7	6	5	3	4	1	9	2
3	1	5	4	2	6	7	8	9
9	6	7	3	8	5	2	1	4
4	2	8	1	9	7	5	3	6

Puzzle # 59

1	6	7	4	3	5	9	8	2
9	2	3	7	1	8	5	6	4
4	5	8	9	2	6	3	1	7
6	9	5	8	7	3	4	2	1
7	1	4	6	5	2	8	9	3
3	8	2	1	4	9	6	7	5
2	7	9	5	6	4	1	3	8
5	3	6	2	8	1	7	4	9
8	4	1	3	9	7	2	5	6

Puzzle # 60

8	1	2	5	4	3	7	6	9
7	3	4	9	6	1	5	8	2
9	5	6	7	2	8	4	1	3
2	8	9	1	5	7	3	4	6
1	4	5	2	3	6	8	9	7
3	6	7	4	8	9	2	5	1
4	7	1	8	9	2	6	3	5
5	2	3	6	1	4	9	7	8
6	9	8	3	7	5	1	2	4

Puzzle # 61

3	6	2	9	7	4	5	8	1
5	9	1	3	6	8	7	4	2
4	7	8	1	5	2	3	9	6
7	5	3	6	1	9	4	2	8
2	8	6	7	4	5	1	3	9
9	1	4	8	2	3	6	5	7
1	2	9	5	3	7	8	6	4
8	3	7	4	9	6	2	1	5
6	4	5	2	8	1	9	7	3

Puzzle # 62

8	2	6	9	1	7	5	3	4
1	4	9	3	8	5	6	2	7
7	3	5	4	6	2	8	1	9
2	8	7	6	9	1	3	4	5
6	9	4	2	5	3	1	7	8
3	5	1	7	4	8	2	9	6
9	7	8	1	2	6	4	5	3
4	6	2	5	3	9	7	8	1
5	1	3	8	7	4	9	6	2

Puzzle # 63

1	2	4	7	9	5	3	8	6
8	9	5	1	3	6	2	4	7
6	3	7	2	4	8	9	5	1
2	1	9	3	5	7	8	6	4
3	7	8	6	2	4	5	1	9
5	4	6	9	8	1	7	3	2
4	6	3	5	7	2	1	9	8
9	8	2	4	1	3	6	7	5
7	5	1	8	6	9	4	2	3

Puzzle # 64

4	1	8	3	9	5	6	7	2
3	6	9	1	7	2	8	4	5
7	5	2	8	6	4	3	1	9
5	8	1	4	2	6	9	3	7
9	4	6	7	8	3	2	5	1
2	3	7	5	1	9	4	8	6
6	7	4	9	3	1	5	2	8
1	2	3	6	5	8	7	9	4
8	9	5	2	4	7	1	6	3

Puzzle # 65

1	3	9	7	8	2	5	6	4
5	6	2	3	1	4	9	7	8
4	7	8	9	6	5	1	3	2
3	5	1	2	7	8	6	4	9
9	8	7	4	5	6	3	2	1
2	4	6	1	3	9	8	5	7
8	1	5	6	4	7	2	9	3
7	2	3	5	9	1	4	8	6
6	9	4	8	2	3	7	1	5

Puzzle # 66

2	8	6	3	1	4	5	7	9
4	7	5	8	9	2	6	1	3
1	9	3	5	7	6	2	4	8
8	6	2	9	4	5	1	3	7
3	4	1	7	6	8	9	5	2
7	5	9	1	2	3	8	6	4
5	2	8	6	3	7	4	9	1
9	3	4	2	5	1	7	8	6
6	1	7	4	8	9	3	2	5

Puzzle # 67

3	6	4	5	8	1	9	2	7
7	2	9	4	3	6	1	8	5
8	1	5	2	9	7	4	6	3
2	4	3	9	1	8	5	7	6
9	5	6	7	4	2	3	1	8
1	8	7	6	5	3	2	4	9
5	7	8	1	2	9	6	3	4
6	9	1	3	7	4	8	5	2
4	3	2	8	6	5	7	9	1

Puzzle # 68

2	1	7	6	3	4	5	9	8
4	9	5	8	2	1	3	6	7
6	3	8	9	5	7	4	1	2
3	8	6	2	1	5	9	7	4
9	7	1	4	6	8	2	3	5
5	4	2	3	7	9	1	8	6
7	2	3	1	4	6	8	5	9
8	5	4	7	9	3	6	2	1
1	6	9	5	8	2	7	4	3

Puzzle # 69

9	2	4	1	7	6	3	5	8
7	6	1	3	5	8	9	2	4
5	3	8	2	9	4	1	6	7
2	4	5	9	8	1	6	7	3
8	7	6	4	3	2	5	1	9
1	9	3	5	6	7	4	8	2
6	1	2	8	4	9	7	3	5
3	8	9	7	1	5	2	4	6
4	5	7	6	2	3	8	9	1

Puzzle # 70

4	2	6	9	3	7	8	5	1
5	7	1	8	2	4	9	3	6
3	9	8	5	1	6	7	4	2
2	1	7	3	5	8	6	9	4
6	5	9	7	4	1	2	8	3
8	4	3	6	9	2	5	1	7
7	8	5	4	6	3	1	2	9
1	6	4	2	8	9	3	7	5
9	3	2	1	7	5	4	6	8

Puzzle # 71

1	5	4	3	2	9	8	7	6
3	9	8	5	7	6	4	1	2
6	7	2	8	4	1	5	9	3
4	3	9	7	6	5	1	2	8
2	1	6	9	8	3	7	5	4
7	8	5	2	1	4	3	6	9
9	4	1	6	3	7	2	8	5
5	2	7	4	9	8	6	3	1
8	6	3	1	5	2	9	4	7

Puzzle # 72

2	5	9	6	8	7	4	1	3
8	1	3	4	5	9	6	2	7
4	6	7	2	1	3	9	8	5
7	4	2	9	6	5	1	3	8
1	3	6	7	2	8	5	4	9
5	9	8	1	3	4	2	7	6
9	8	1	3	4	6	7	5	2
6	2	5	8	7	1	3	9	4
3	7	4	5	9	2	8	6	1

Puzzle # 73

1	7	5	6	4	9	3	2	8
4	6	3	8	7	2	1	9	5
8	9	2	3	5	1	4	6	7
5	1	9	2	3	7	8	4	6
2	8	7	4	1	6	9	5	3
6	3	4	9	8	5	7	1	2
3	4	1	5	6	8	2	7	9
7	2	6	1	9	3	5	8	4
9	5	8	7	2	4	6	3	1

Puzzle # 74

9	6	8	1	4	7	3	5	2
1	5	3	9	2	8	4	7	6
4	2	7	3	6	5	9	8	1
3	4	5	8	7	6	1	2	9
8	1	9	4	3	2	7	6	5
6	7	2	5	9	1	8	3	4
7	3	1	6	5	4	2	9	8
2	8	6	7	1	9	5	4	3
5	9	4	2	8	3	6	1	7

Puzzle # 75

1	4	8	5	3	7	2	9	6
6	5	9	8	4	2	1	7	3
2	3	7	9	6	1	8	5	4
3	6	4	1	5	9	7	2	8
9	8	2	4	7	6	3	1	5
7	1	5	2	8	3	6	4	9
4	2	3	6	1	5	9	8	7
5	9	6	7	2	8	4	3	1
8	7	1	3	9	4	5	6	2

Puzzle # 76

2	3	1	9	4	7	6	5	8
8	9	6	3	2	5	7	4	1
5	4	7	1	8	6	9	2	3
7	6	8	5	1	2	4	3	9
3	1	5	4	6	9	8	7	2
9	2	4	7	3	8	1	6	5
1	5	9	2	7	4	3	8	6
6	7	3	8	5	1	2	9	4
4	8	2	6	9	3	5	1	7

Puzzle # 77

3	1	4	8	9	2	7	5	6
8	2	9	7	5	6	3	4	1
6	7	5	3	1	4	9	8	2
2	8	3	1	4	9	5	6	7
9	4	6	5	2	7	8	1	3
7	5	1	6	8	3	4	2	9
1	3	2	4	7	8	6	9	5
5	6	8	9	3	1	2	7	4
4	9	7	2	6	5	1	3	8

Puzzle # 78

9	4	2	3	8	7	5	6	1
8	7	5	1	2	6	9	4	3
3	6	1	5	9	4	8	2	7
6	1	8	4	5	9	3	7	2
4	2	7	8	3	1	6	5	9
5	3	9	6	7	2	4	1	8
7	9	3	2	6	5	1	8	4
2	5	4	9	1	8	7	3	6
1	8	6	7	4	3	2	9	5

Puzzle # 79

6	9	2	7	5	1	8	3	4
3	7	1	4	8	9	2	5	6
8	4	5	3	2	6	1	9	7
9	6	8	2	4	5	3	7	1
7	1	4	6	9	3	5	8	2
2	5	3	8	1	7	6	4	9
4	3	6	1	7	8	9	2	5
1	2	9	5	3	4	7	6	8
5	8	7	9	6	2	4	1	3

Puzzle # 80

2	4	3	7	6	8	1	9	5
9	8	6	1	5	4	3	2	7
7	1	5	2	9	3	4	6	8
8	2	1	9	3	6	7	5	4
5	6	7	4	8	1	9	3	2
3	9	4	5	7	2	6	8	1
6	5	2	3	1	7	8	4	9
4	7	8	6	2	9	5	1	3
1	3	9	8	4	5	2	7	6

Puzzle # 81

1	3	9	8	6	5	2	4	7
5	6	2	4	1	7	9	3	8
8	4	7	9	3	2	1	5	6
4	9	5	2	7	8	6	1	3
7	1	8	6	5	3	4	2	9
6	2	3	1	4	9	8	7	5
9	7	1	3	8	4	5	6	2
3	8	6	5	2	1	7	9	4
2	5	4	7	9	6	3	8	1

Puzzle # 82

7	3	6	5	9	2	8	1	4
1	8	2	4	7	3	5	9	6
9	4	5	1	6	8	7	2	3
8	7	1	2	5	6	3	4	9
3	5	9	7	1	4	2	6	8
2	6	4	3	8	9	1	7	5
6	1	8	9	3	7	4	5	2
5	2	3	6	4	1	9	8	7
4	9	7	8	2	5	6	3	1

Puzzle # 83

3	9	7	8	2	1	6	5	4
5	8	1	6	9	4	3	2	7
6	2	4	5	7	3	9	1	8
4	5	8	7	6	2	1	9	3
2	6	9	1	3	8	4	7	5
1	7	3	9	4	5	2	8	6
8	3	6	2	5	9	7	4	1
7	1	2	4	8	6	5	3	9
9	4	5	3	1	7	8	6	2

Puzzle # 84

7	6	8	4	2	9	3	1	5
4	5	2	1	6	3	8	7	9
3	9	1	5	8	7	2	4	6
6	1	9	7	3	4	5	2	8
8	4	5	2	9	6	1	3	7
2	7	3	8	5	1	9	6	4
5	3	7	6	1	8	4	9	2
9	2	4	3	7	5	6	8	1
1	8	6	9	4	2	7	5	3

Puzzle # 85

8	2	3	5	1	7	9	6	4
5	6	9	3	2	4	1	8	7
7	1	4	8	6	9	5	3	2
2	3	8	9	7	1	4	5	6
9	7	6	4	8	5	3	2	1
4	5	1	6	3	2	7	9	8
3	9	2	1	4	8	6	7	5
1	8	5	7	9	6	2	4	3
6	4	7	2	5	3	8	1	9

Puzzle # 86

8	7	4	2	6	1	9	3	5
1	9	6	8	3	5	4	7	2
5	2	3	7	4	9	1	6	8
9	6	5	4	1	3	2	8	7
2	1	7	5	9	8	3	4	6
3	4	8	6	2	7	5	1	9
7	3	2	9	8	4	6	5	1
6	5	1	3	7	2	8	9	4
4	8	9	1	5	6	7	2	3

Puzzle # 87

9	1	7	8	2	5	3	4	6
3	4	8	7	9	6	2	5	1
2	6	5	4	3	1	8	9	7
5	2	4	1	8	3	6	7	9
6	3	9	2	5	7	1	8	4
7	8	1	9	6	4	5	3	2
1	5	6	3	4	9	7	2	8
8	9	3	6	7	2	4	1	5
4	7	2	5	1	8	9	6	3

Puzzle # 88

3	5	4	9	6	7	1	8	2
1	7	8	2	3	4	9	5	6
2	6	9	1	8	5	7	3	4
5	9	2	6	7	8	3	4	1
8	1	6	3	4	9	2	7	5
7	4	3	5	2	1	8	6	9
4	2	7	8	9	6	5	1	3
9	8	5	4	1	3	6	2	7
6	3	1	7	5	2	4	9	8

Puzzle # 89

4	1	7	3	9	8	5	6	2
6	3	9	2	5	1	4	7	8
5	2	8	7	6	4	1	9	3
9	6	1	8	4	7	3	2	5
2	7	4	5	3	6	8	1	9
8	5	3	1	2	9	7	4	6
3	8	6	4	7	2	9	5	1
1	4	2	9	8	5	6	3	7
7	9	5	6	1	3	2	8	4

Puzzle # 90

7	9	2	4	6	8	3	5	1
3	4	5	2	9	1	8	6	7
6	1	8	5	7	3	2	4	9
5	8	7	1	4	6	9	2	3
4	3	6	7	2	9	5	1	8
1	2	9	3	8	5	6	7	4
9	5	4	6	3	7	1	8	2
2	6	3	8	1	4	7	9	5
8	7	1	9	5	2	4	3	6

Puzzle # 91

2	3	7	8	1	5	9	6	4
9	5	4	2	6	7	1	8	3
8	1	6	4	9	3	5	2	7
5	2	1	7	8	9	3	4	6
4	6	9	3	2	1	7	5	8
3	7	8	6	5	4	2	9	1
7	4	2	5	3	8	6	1	9
1	8	5	9	7	6	4	3	2
6	9	3	1	4	2	8	7	5

Puzzle # 92

7	9	4	8	3	6	1	2	5
1	8	5	4	7	2	3	9	6
6	2	3	1	5	9	8	4	7
4	7	1	5	2	3	6	8	9
2	6	8	9	4	7	5	1	3
5	3	9	6	1	8	4	7	2
8	4	2	7	6	5	9	3	1
3	1	6	2	9	4	7	5	8
9	5	7	3	8	1	2	6	4

Puzzle # 93

2	4	3	1	6	5	9	7	8
7	8	5	2	9	4	1	3	6
6	9	1	7	3	8	2	5	4
4	6	7	9	2	1	3	8	5
9	5	8	6	4	3	7	2	1
1	3	2	5	8	7	6	4	9
5	1	9	8	7	2	4	6	3
3	7	6	4	5	9	8	1	2
8	2	4	3	1	6	5	9	7

Puzzle # 94

4	6	3	9	8	2	1	5	7
8	5	1	7	6	4	3	2	9
9	2	7	5	3	1	8	4	6
7	3	5	6	4	9	2	8	1
1	8	6	3	2	5	9	7	4
2	4	9	1	7	8	6	3	5
6	7	2	4	9	3	5	1	8
5	9	8	2	1	7	4	6	3
3	1	4	8	5	6	7	9	2

Puzzle # 95

3	6	7	5	2	1	4	8	9
4	5	1	7	8	9	2	6	3
2	8	9	3	4	6	7	1	5
8	1	2	6	7	3	5	9	4
7	9	4	2	5	8	1	3	6
6	3	5	9	1	4	8	7	2
9	2	8	1	3	5	6	4	7
1	7	6	4	9	2	3	5	8
5	4	3	8	6	7	9	2	1

Puzzle # 96

6	3	4	1	2	7	9	5	8
9	2	8	6	4	5	7	3	1
5	7	1	8	3	9	6	2	4
1	6	5	2	7	4	3	8	9
3	8	9	5	1	6	4	7	2
2	4	7	3	9	8	5	1	6
4	9	2	7	5	1	8	6	3
7	1	6	4	8	3	2	9	5
8	5	3	9	6	2	1	4	7

Puzzle # 97

2	7	9	1	6	4	3	5	8
8	3	6	2	5	9	4	7	1
1	4	5	3	8	7	6	2	9
7	5	2	6	9	1	8	3	4
4	9	1	7	3	8	2	6	5
6	8	3	4	2	5	1	9	7
5	6	7	8	1	2	9	4	3
9	2	8	5	4	3	7	1	6
3	1	4	9	7	6	5	8	2

Puzzle # 98

7	9	5	1	4	2	8	3	6
3	8	4	7	9	6	1	2	5
1	6	2	3	8	5	9	4	7
8	7	6	2	3	4	5	9	1
4	5	9	6	1	8	3	7	2
2	1	3	9	5	7	4	6	8
5	2	8	4	6	9	7	1	3
9	3	7	8	2	1	6	5	4
6	4	1	5	7	3	2	8	9

Puzzle # 99

9	4	6	1	2	7	5	8	3
5	7	8	9	6	3	2	1	4
1	2	3	8	4	5	6	7	9
4	8	1	3	9	6	7	5	2
3	5	2	7	1	8	9	4	6
6	9	7	2	5	4	1	3	8
2	1	4	5	8	9	3	6	7
8	3	9	6	7	1	4	2	5
7	6	5	4	3	2	8	9	1

Puzzle # 100

6	8	1	7	9	2	5	3	4
3	2	9	6	4	5	1	8	7
5	4	7	3	8	1	6	9	2
7	6	4	1	2	8	3	5	9
2	5	8	4	3	9	7	6	1
9	1	3	5	7	6	2	4	8
1	9	6	8	5	7	4	2	3
8	3	5	2	1	4	9	7	6
4	7	2	9	6	3	8	1	5

www.ingramcontent.com/pod-product-compliance
Lightning Source LLC
Chambersburg PA
CBHW070849250726
48662CB00003B/1432

* 9 7 8 1 6 8 9 2 6 3 3 6 8 *